MIRACLE
FAICT PAR LE 477³
BIEN-HEVREVX
Pere Ignace,

Fondateur de la Compagnie de IESVS, en la ville
de Bourbourg Diocese de S. Omer, le 15. de
Iuillet de ceste annee 1610.

Et Authentiqué par Monseigneur le
Reuerendissime dudit lieu.

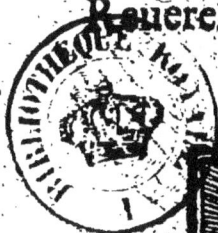

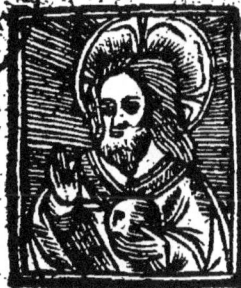

A PARIS,
Pour IEAN DE BORDEAVLX, Libraire
au Palais, tenant sa boutique sus les
degrez de la grand' Salle.
_____
M. DC. X.
Iouxte la coppie imprimee à Paris, pour
Pierre du Crocq.

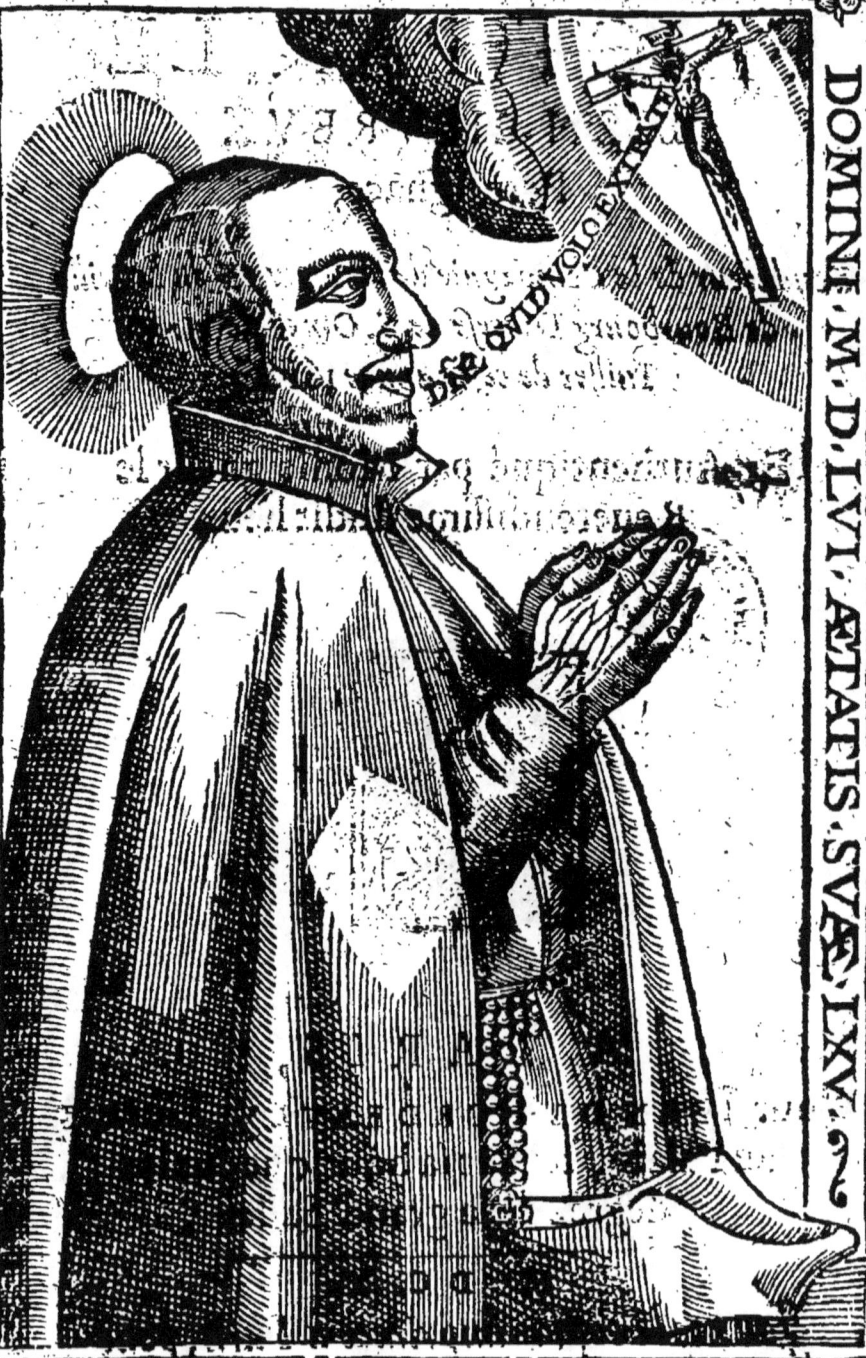

FVNDATOR OBIIT ANNO

P. IGNATIVS DE LOYOLA SOCIETATIS IESV

DOMINE. M.D.LVI. ÆTATIS. SVÆ. LXV.

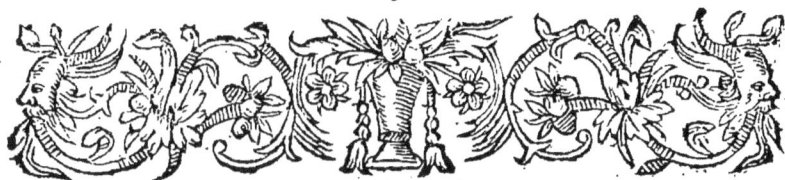

IACQVES BLASE, PAR LA GRACE de Dieu & du Sainct Siege Apostolique, Euesque de S. Omer. A tous ceux qui ces presentes lettres verront ou liront, Salut.

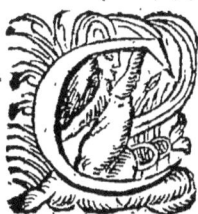

COMME ainsi soit, que la veneration des Saincts illustres, par les euenemens miraculeux qu'il plaist à la diuine bonté d'octroyer par leur intercession, ait esté de tout temps & en chaque siecle, & soit encore à present vn grand ornement de la sainte Eglise Catholique, & notoire confusion de toutes heresies qui se trouuent perpetuellement destituées de tout secours surnaturellement extraordinaire: Ce doit estre vn soin des plus importans, que de veiller tellement à la verification, & testification desdits miracles, que personne ne puisse ny ingerer choses feinter pour vrayes, ny cacher les vrayes sous l'obscurité d'vn silence maling. Pour à quoy obuier & nous acquiter du deu & de l'obligation de nostre charge, Nous ayans esté aduertis par M. Martin à Leydis Licétié en la sacrée Theologie, Curé de la ville de Bourbourg, de nostre Diocese, touchant certain miracle y aduenu en la personne, & par le moyen qui se dira cy apres, & la renommée dudit miracle s'espandant & courant de iour en iour plus loin par nostre Diocese. Auons à la requeste de nostre Promoteur ordonné que l'on eust à tenir serieuse & bien exacte information du fait pour discerner & sans contredict asseurer si l'effect auroit esté miraculeux, & tendant à la plus

A ij

grande gloire de Dieu, veneration des Sainéts & de
leurs saincts reliques : Et à cest effeét, auons aussi de-
puté nos deux Archidiacres d'Artois & de Flandre,
auec nostre Secretaire & Greffier de la Cour spiri-
tuelle pour s'en informer deuemeut & legitimemét,
& puis nous en faire fidel rapport par nostre Archidiacre d'Artois & Official. Iceux donc selon nostre
mandement, ayant apporté toute diligence, ouy tes-
moins irrefragables, vsé toutes sortes de recherches,
en telle matiere requises, & nous ayant le tout exhi-
bé: Nous encore pour plus grande asseurance, auons
fait conuoquer nostre Conseil & Vicariat pour exa-
miner serieusement toutes les informations. Et apres
meure deliberation, ayans encor adiousté autres de-
uoirs, le tout bien verifié, examiné & approuué: Auós
trouué que Antoinette Maes fille de M. Alexandre
Maes, licentié és loix & Conseiller de ladite ville de
Bourbourg aagee de douze ans complets, estoit sub-
iette à la grauelle, & rendoit son vrine à grande diffi-
culté, lequel mal se seroit agraué & bien plus ouuer-
tement monstré, depuis le Noel dernier de l'an 1609.
luy causant apres l'emission de l'vrine, des intolera-
bles douleurs de reins, principalement au costé droit:
Et puis allant tousiours de mal en pis, elle restoit deux
trois, quatre, voire cinq & six iours sans rendre son v-
rine sinon par force de medecines. Les pere & mere
à qui les extremes douleurs d'vne si ieune fille perçoi-
uent le cœur, ont pour son allegeance fait tout
ce qu'on peut en tel cas, l'ont transportée à Sainct
Omer au Docteur Ioly homme pour son aage
& science, tres-expert en medecine, aussi à Berghes au Docteur Oliuarius semblablement aagé &
bien expert en son art, lesquels auec M. Guillaume
Spamitius aussi Docteur en Medecine à Bourbourg,

après auoir meurement par enfemble confulté ont
iugé que ladite Antoinette Maes, auoit aux reins &
en la veffie empefchement de rendre fon vrine, à
caufe de l'abondance de grauelle qui l'oppreffoit, dõt
ils tiroiẽt confequẽce que tous les iours de fa vie elle
feroit fubiette à femblables peines d'vriner : & defia
fe retrouua en tel eftat qu'à peine fe pouuoit elle fou-
ftenir, & aller par la maifon, degouftée de manger,
alterée pour boire, fans toutesfois vriner finon à l'ay-
de & par la vehemẽce des medecines, lefquelles la fai-
foient bien voirement defcharger de fon vrine, mais
à tel fi que tout auffi toft elle eftoit faifie d'vne gran-
diffime douleur de reins qui pour fa vehemence luy
caufoit vne continuelle douleur au cofté, le rendant
tant douloureux que pour l'oindre des huyles pre-
fcrites par les Medecins, elle n'y pouuoit fouffrir au-
cun attouchement de main, encor que bien delicate,
mais fe falloit feruir du plus tendre bout d'vne plu-
me. Le mal s'opiniaftrant & empirant roufiours, elle
fut en vn tel accez, que neuf iours durant elle ne peut
rendre fon vrine : fi en fut elle par clyfteres & medicamens defchargée encore pour ce coup là. Mais enuiron quinze iours apres, elle eft iteratiuement &
plus griefuement que iamais retombée, demeurant
vingt-fept iours fans vriner, quoy que l'on luy fit, &
que toutes fortes de medicamens, receptes & expe-
riences y fuffent appliquées ferieufement & curieu-
fement felon l'art de Medecine, voire mefme, tout
cela luy caufoit plus de mal que de bien, tellement
que les Docteurs voyans qu'en vain ils y auroient apporté tous les remedes à eux poffibles, ont tenu fon
mal & fa vie pour defefperez, principalement la fie-
ure s'y eftant iettée de furcroit, & l'enfleure de fon
corps eftant par vne fi extraordinairement longue

detention d'vrine tellement accreuë que l'on n'en pouuoit naturellement attendre finon vne trifte & pitoyable fin.

Or ces chofes allans vn tel train, d'autre cofté faut entendre que le fufdit fieur Alexandre Maes, pour le bon zele qu'il a de l'honneur de Dieu, auoit plufieurs fois receu en fon logis le P. Theodore Rofmer de la Societé de IESVS, quand de Berghes (où il refide) il eftoit à diuerfes fois venu à Pourbourg pour y pref-cher, ou faire autre office felon fa vocation, dont le fufdit Pere, eftant venu en cognoiffance des affli-ctions de la fufdite famille, laquelle à bon droit il de-uoit affectionner. Et conceuant vne ferme efperance que par les merites du B. Pere IGNACE la ieune fil-le receuroit guarifon, pour l'y difpofer mieux, luy enuoya la vie dudit B. Pere, où eftoient contenus plufieurs miracles faicts par fon interceffion, & pro-mit que de bref il la viendroit perfonnellement vifi-ter. Il y vint peu de iours apres: venu qu'il y fuft il les incita, pere, mere, & fille à fe confier en Dieu, & aux merites du B. Pere IGNACE, les aduertiffant qu'en leur College ils auoient quelques reliques du-dit B. Pere: ce qu'entendans ils firent telle inftance de les auoir qu'ils enuoyerent homme expres pour les apporter. Ce pendant le fufdit Pere celebra à l'in-tention de la fufdite fille, la mere communiant à fa Meffe, priant Dieu qu'il luy pleut d'effectuer l'efpe-rance conceuë. Sur le foir, le meffager retourne & apporte en vne boite bien feellee & cachetee les re-liques du B. Pere: La fille ayant fatisfait à fa deuo-tion, & fait prieres, promit (s'il plaifoit au B. P. Igna-ce d'interceder pour fa guarifon) qu'elle ieufneroit toutes les veilles de fa folemnité, & que lors elle fe confefferoit & communieroit. Sur les fept heures du foir ou enuiron , lors que couroit le vingt-fep tiefme iour de la fufdite detention d'vrine , on luy mit au col les fufdites reliques auec vn ruban fi long, qu'elle en pouuoit toucher le lieu des reins , où elle fentoit le plus de mal , & les y ayant bien deuotement mifes, elle s'endormit iufques à onze heures & demie: alors elle fe refueilla auec atroces douleurs és reins qui durent iufques aux trois heures du matin, quand elle s'efcrira fubitemét à fon pere & à fa mere (à la chambre defquels elle couchoit) qu'elle fe fentoit efmeuë à vriner , & ne fentoit plus fon mal de cofté eftant deliuree de la douleur . voire-mefme deuant que d'auoir vriné , ce qui eft fingulierement remarquable. Comme auffi ce qu'apres auoir incontinent (fa mere luy affiftant) & toufiours depuis rendu fon vrine, on n'y a trouué nulle grauelle ny fablon que l'on auoit de couftume d'y trouuer auparauant, & n'a fenti aucune douleur ny deuant ny apres la rédition d'vrine, auffi toft la fanté luy a efté renduë, l'ap petit reuenu, l'enfleure du tout retiree, le cofté fi long temps tant douloureux , tellement folidé , qu'elle y enduroit tous maniemens & compreffions fans douleurs. Bref toutes les forces & functions naturelles fi parfaictement reftablies que le mefme iour (qui eftoit le 15. de Iuillet de l'an 1610. prefentement courant) auec l'eftonnement d'vn chacun elle eft volontairement & deuotement allée à l'Eglife pour rendre action de graces à Dieu & au B. Pere Ignace, & là s'eft confeffée, communiée, a entendu la Meffe entiere & retournée en la maifon en bonne difpofition, y mangea de bon appetit, s'y eft bien portée, & toufiours depuis fe porte bien, & eft prefentement deliurée de tout mal qu'elle a eu. Ces chofes bien confiderées, & la façon qu'elles font aduenuës, ayant veu la depofi-

tion des pere, mere, & fille, Peres de la Societé , &
d'aucuns peres Capucins, & specialement le iugemēt
des Medecins, auec plusieurs autres attestatious pro-
duites de la part du Promoteur de gens dignes de foy,
& remarquables, lesquels tous en leur conscience,
nous ont declaré que la guarison de ladite fille a esté
faite miraculeusement. Le tout meurement pesé, &
eu sur ce l'aduis de nostre Conseil , & le rapport de
nostre Archidiacre & Official , auons declaré & de-
clarons ladite guarison auoir esté faite miraculeusement par l'intercession du B. Pere Ignace, & donnons
consentemēt de declarer & publier ceste nostre pre-
sente declaration par tout où il appartiendra à la plus
grande gloire de Dieu, honneur du Sainct, & edifica-
tion & cousolation des Chrestiens & Catholiques fi-
deles. Fait en nostre maison Episcopale à S. Omer,
sous nostre signature & seel le 28. Iuillet 1610.

F. IACQVES Euesque de S. Omer.
Icy estoit le seel Episcopal.

Vidit, & approbauit I. BVCHÆRVS S. Theol. Doctor, Torna-
censis Canonicus, & librorum censor.

*Attenta diligenti & fideli Inquisitione Reuerendißimi Diæcesis
Audomarensis placet imprimatur, & publicetur: Datum 6. Aug. 1610.*
IOANNES CHAPEAVILLE Vicarius Leodiensis.

ET ego sacræ facultatis Theologicæ Pariensis Doctor hanc miraculosam curationem non modò
posse citra periculum, verùm & debere ad maiorem
sanctarum reliquiarum veneratione in vulgus emitti
censeo.
IOANNES GONAVLT

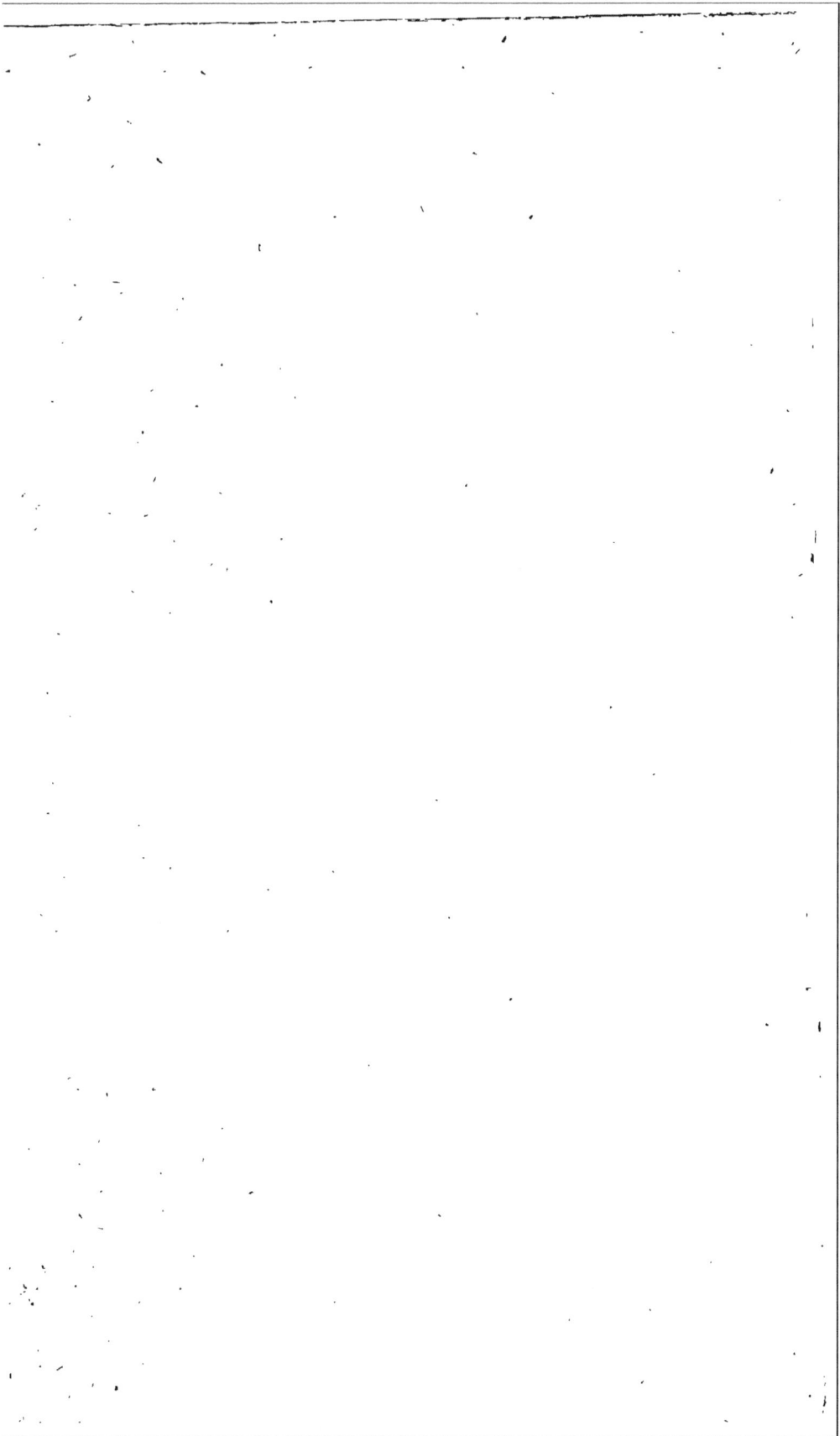